La

Dentition

Les Derniers Progrès
de l'Art Dentaire

PAR

M. PAUL LÉVY
Chirurgien-Dentiste

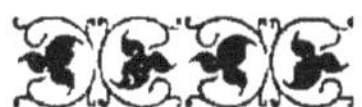

LAVAL
20, QUAI BÉATRIX, 20
1894

Janvier 1894

LA DENTITION

Les Derniers Progrès de l'Art Dentaire

PAR

M. Paul LÉVY

CHIRURGIEN-DENTISTE

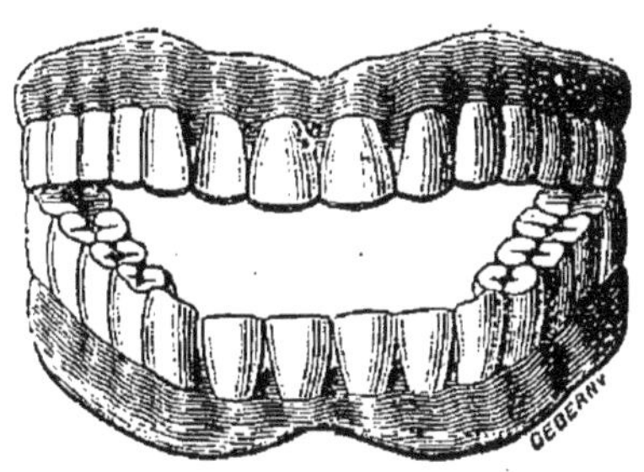

OFFICE DENTAIRE
DE LAVAL
20, QUAI BÉATRIX

1893

Avant-Propos

LA bouche est, par ses fonctions multiples, une des parties du visage qui attire le plus de regards. Que l'on parle, rie, chante, ou mange, c'est toujours la bouche qui agit et par cela même fixe plus particulièrement l'attention.

Nous n'entretiendrons pas nos lecteurs de l'utilité des dents artificielles. Personne n'ignore que lorsqu'elles sont bien faites, elles rendent le même service que les dents naturelles. Autrefois, les nombreux inconvénients que comportaient les dents artificielles empêchaient bien des gens d'avoir recours à notre art.

En effet, les pièces dentaires se fixaient au moyen de crochets ou ligatures qui entraînaient la chûte des dents voisines; de même pour les dentiers, auxquels on adaptait des ressorts qui blessaient les joues et rendaient la mastication difficile sinon impossible. Il est aussi question depuis quelque temps de la greffe prothésique ou dentaire. Mais cette méthode, connue depuis de longues années, a été condamnée par toutes les sommités médicales comme présentant les plus *graves dangers et même souvent des cas mortels. Beaucoup de praticiens appellent aussi greffe dentaire ou prothésique les dents ou dentiers à pivots qui tout en provoquant des abcès, fistules, enflammations, entretiennent un foyer d'infection dans la bouche. Avec notre nouveau système, aucun de ces inconvénients n'est à craindre : les dents se placent et se déplacent à volonté, ainsi que les dentiers, sans crochets, sans plaques ni ressorts. D'ailleurs, en parcourant notre petit opuscule, le lecteur sera suffisamment renseigné et pourra juger en connaissance de cause.*

Laval, Décembre 1893.

P. LÉVY.

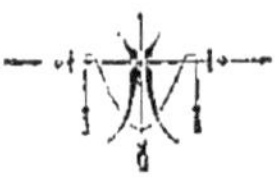

NOTA. — Toutes les opérations se pratiquent à l'Office Dentaire de Laval à l'aide du chlorure d'éthyle (sans aucun danger, absolument inoffensif). Ce système d'insensibilisation locale permet de faire sans la moindre souffrance tous les traitements dentaires qui étaient jusqu'ici si douloureux.

PREMIÈRE PARTIE

AFFECTIONS DE LA BOUCHE

La Dent

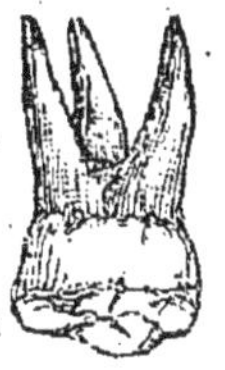

On divise la dent en deux parties : la supérieure, appelée COURONNE OU CORPS, et l'inférieure, RACINE ; et, on donne le nom de COLLET au point où finit la gencive.

La racine et une partie de la couronne ont une cavité qui s'ouvre au bout de chaque racine ; dans cette cavité on trouve des nerfs et des vaisseaux sanguins contenus dans une substance molle que l'on appelle PULPE.

La couronne se divise en deux parties : l'ÉMAIL, qui peut être considéré comme l'écorce de la dent par sa situation extérieure : c'est cette substance douce et brillante qui revêt la dent ; la partie interne est appelée os dentaire ; la racine n'a pas d'émail. L'os dentaire est formée d'une matière creusée de tubes remplis de sérosités, placés parallèlement, allant du centre vers la circonférence, et souvent par de très petits trous dans la cavité.

L'émail est d'une composition cristalline prismatique, dont la base repose sur l'os dentaire, et dont l'autre bout est libre au haut de la couronne : voilà ce qui explique pourquoi l'émail se détache, car les cristaux, se désagrègent par le choc.

Cette substance très dure, séparée de l'os dentaire, prend un aspect opalin ; soumise à l'action d'un acide faible, elle se dissout.

Les dents reçoivent et transmettent les actions auxquelles elles sont soumises à la menbrane qui entoure leur racine ; le chaud et le froid sont transmis à travers l'épaisseur de l'émail et de l'os dentaire à la pulpe qui, selon son état froid ou morbide, en reçoit des impressions diverses.

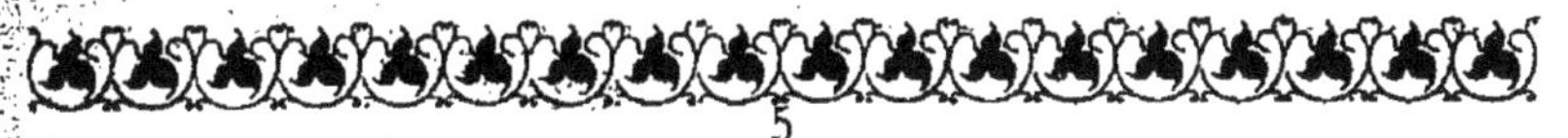

Première Dentition

Le germe des dents enfantines commence à être visible dans le fœtus au deuxième mois de la gestation.

L'éruption des dents a lieu lorsque la formation de la racine est déjà assez avancée, c'est-à-dire de six mois à un an après la naissance ; toutefois, nous avons vu des enfants naître avec des dents, comme nous en avons vu chez qui la dentition ne se faisait qu'au bout de deux ou trois ans.

Ordinairement, il n'y a que quelques jours d'intervalle entre l'éruption des dents d'un côté et celles du côté opposé.

On remarque d'ailleurs qu'elles sortent presque toujours dans l'ordre suivant :

Incisives centrales......	de 5 à 7 mois
— latérales......	de 6 à 10 —
Canines......	de 12 à 18 —
1res molaires......	de 12 à 16 —
2mes —......	de 24 à 36 —

A mesure que l'ossification se fait, les arcades alvéolaires, ayant d'abord la forme d'un sillon superficiel, augmentent en profondeur, et des cloisons s'élèvent à leur fond qui divisent le sillon en alvéoles. Ce n'est qu'après l'éruption des dents que leur racine achève de se former.

La première dentition comprend vingt dents, qu'on désigne sous le nom de dents de lait ou temporaires.

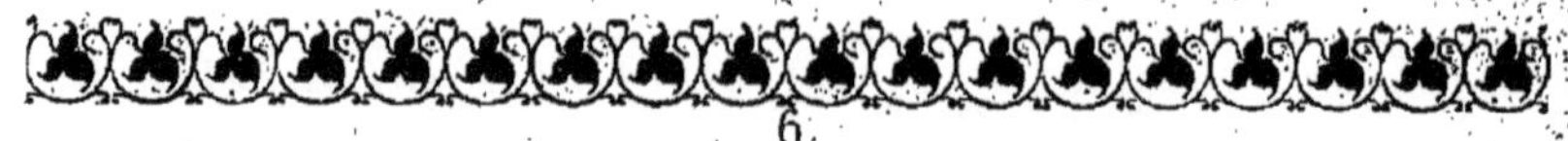

Deuxième Dentition

Les dents enfantines (dents de lait) tombent vers six à sept ans ; d'abord elles s'écartent sensiblement les unes des autres, l'arcade alvéolaire continuant de s'accroître sur tous les points, tandis que les dents, une fois formées, ne changent plus de volume.

On a attribué la chute des dents caduques à ce qu'elles n'avaient pas de racine, ce qui est loin d'être exact ; mais, ce qui paraît probable, c'est que les racines sont détruites et leurs alvéoles envahies par les dents permanentes.

1res grosses molaires.	de 6 à 8	ans
Incisives moyennes et latérales.	de 7 à 9	—
1res petites molaires.	de 8 à 10	—
2mes —	de 9 à 11	—
Canines.	de 11 à 13	—
Grosses molaires	de 12 à 15	—
Dents de sagesse (1). . . .	de 18 à 24	—

Chez l'adulte, on trouve trente-deux dents, savoir : seize à chaque mâchoire, et celles de la mâchoire supérieure sont un peu plus volumineuses que celles de la mâchoire inférieure.

Souvent la première dentition donne lieu à un afflux de sang vers la mâchoire et l'éruption est précédée d'un PRURIT à la gencive.

Les premières dents sont accompagnées de douleurs locales et de phénomènes sympathiques qui se rencontrent plus rarement à la seconde dentition, si ce n'est pour la dent de sagesse.

(1) Il y a des personnes chez qui ces dernières dents apparaissent à un âge fort avancé.

Maladies dues à la première Dentition

SANS vouloir lui attribuer toutes les maladies auxquelles sont sujets les enfants, il n'est personne qui ignore que l'âge le plus critique est celui pendant lequel se fait la première dentition ; en effet, nous voyons pendant les deux ou trois premières années les mâchoires fournir une vingtaine de dents dites de LAIT OU TEMPORAIRES, tout en nourrissant trente-deux germes de dents permanentes qui doivent remplacer les premières.

Nous voyons donc les mâchoires de ce délicat petit être nourrir cinquante-deux germes ; au lieu que la nature, en employant cinq fois plus de temps pour la seconde dentition, met seize ans et même davantage pour la compléter chez l'adulte, qui a la force, lui, de pouvoir mieux résister à la souffrance.

On conçoit facilement que cette prompte ossification vers les os de la mâchoire, outre qu'elle produit un surcroît d'activité vers la tête et en particulier au cerveau, entre les nerfs qui se distribuent aux mâchoires, doit également déterminer un afflux considérable de sang.

On trouve habituellement que l'enfant, pendant le cours de sa dentition, est d'une grande susceptibilité nerveuse ; il a le sommeil agité, il se réveille en sursaut ; il est irascible et colère. Cet état de choses étant, il n'est pas étonnant de voir se développer beaucoup de maladies et aggraver celles qui existent déjà.

Les maladies les plus communément attribuées à la dentition sont :

1° Le gonflement douloureux des gencives, qui y nécessite souvent des incisions circulaires ;

2° Les convulsions.

Cette maladie, la plus commune, est aussi celle qui enlève le plus d'enfants ; c'est surtout chez les jeunes êtres nerveux qu'on la rencontre, sans distinction d'état de constitution.

3° Les vomissements et les diarrhées.

C'est surtout chez les jeunes enfants mal nourris que ces deux affections se rencontrent.

Affections des Dents chez l'Adulte

MAINTENANT que nous avons vu les maladies auxquelles sont sujets les enfants lors de leur dentition, voyons les maladies ou affections auxquelles sont sujettes les dents chez les adultes, ainsi que les vices de conformation qu'on y rencontre.

Nous avons vu que l'enfant possède vingt dents et l'adulte trente-deux. Cependant ces nombres peuvent varier. L'absence complète des dents n'est pas un inconvénient grave, car, les gencives, en se durcissant, deviennent insensibles ; mais il arrive qu'à la place des dents primitives, dont l'éruption n'a pas eu lieu, paraissent, vers sept ou huit ans, les dents secondaires et les dents permanentes: c'est pourquoi il faut entretenir la souplesse des gencives.

Une mauvaise organisation, le grincement des dents, l'emploi des substances pures et acides, le broiement des corps durs, ne manger ou fumer que d'un seul côté, sont autant de causes qui altèrent les dents en les détériorant ; on a donné le nom d'usure à ces accidents.

L'ENTAMURE et la FRACTURE dentaires sont dues plutôt à des causes accidentelles qu'à des causes naturelles, telles que le choc, les limages, etc.

Dans tous les cas, l'extraction de leur racine devient souvent nécessaire, par suite de la formation d'abcès ou d'inflammation.

Fréquemment, l'état général de la constitution de la personne, tels que les anémis, les scrofules, le scorbut, etc., ou bien des dispositions locales, influent d'une manière particulière sur les dents, en produisant ce qu'on appelle communément des atrophies; c'est pour ces sortes de cas que l'on ne saurait trop recommander, non seulement la propreté des dents, mais le choix des poudres et des élixirs propres à les empêcher, en produisant une action nutritive et désinfectante, action qui a pour propriété encore d'empêcher la décomposition de l'émail, qui produit de si grands ravages par la dénudation de la partie osseuse; quelquefois les dents se couvrent d'un voile jaunâtre ou noirâtre; c'est qu'alors la pulpe ou bien est malade ou bien est déjà frappée de mort, et qu'en s'altérant, elle ternit le bel éclat de neige des parois de l'émail; malgré son état d'indolence, une dent ainsi frappée doit être extraite, car la décomposition arrivant peut produire des détériorations sur les dents voisines.

Un grand âge peut produire la même coloration des dents ; mais il faut l'attribuer, dans ce cas-ci, à une dégénérescence générale de la personne. A cet âge, l'action circulatoire est moindre, les nerfs dentaires sont moins nourris; elle peut encore provenir de quelques maladies, telles que les fièvres intermittentes; mais alors cette coloration se dissipe souvent à mesure que la personne reprend son état sain et vigoureux.

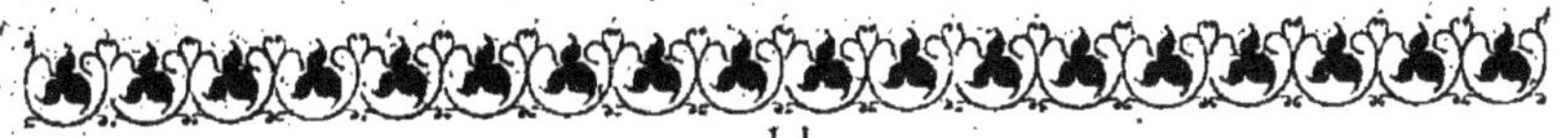

Caries

On appelle carie une affection des os. Il y a diverses espèces de caries bien différentes les unes des autres.

Le mal de dent produit ordinairement de vives douleurs ; en détruisant les parois de l'os, il met à nu ou les nerfs ou au moins l'os qui sert comme d'enveloppe aux nerfs, qui, étant fortement animés par les ravages de la carie, reçoivent les impressions du chaud et du froid, ce qui occasionne des maux forts douloureux. La personne affectée de ce mal ne peut trouver de repos. La carie se rencontre surtout chez les jeunes sujets et les adultes ; les femmes en sont fréquemment atteintes. Ce virus s'attache de préférence encore à la couronne de dents molaires de l'arcade supérieure de certaines dents qui les prédispose à la carie ; ces dents ont alors l'aspect d'un blanc mat ou bleuâtre, et elles sont molles ou friables.

Souvent certains vices tels que scrofules, rhumatismes, scorbut, fluxion habituelle sur les gencives, sont autant de cause qui peuvent produire des caries ; les contusions, les fractures de dent, l'usage des boissons acides propres à attaquer l'émail, des substances chaudes et des boissons glacées dans les repas, peuvent encore être considérés comme des causes propres à produire des caries.

Traitement de la Carie dentaire
Obturation

Le traitement de la carie dentaire est d'une extrême importance.

Les principales substances dont on se sert pour l'obturation des dents sont : l'or, le platine, l'argent, le plomb, l'étain, le cadmium, l'amalgame, la guttapercha et diverses préparations de gommes-résines.

Or adhésif. — Cette substance est à peu près la seule que nous employions ; c'est une préparation de la feuille d'or, qui possède la propriété de cohésion à un tel degré que les feuilles adhèrent facilement et très solidement les unes aux autres sous l'influence d'une force très modérée. Cet or est tellement adhésif qu'un nombre quelconque de feuilles peut être réuni par la pression en un seul bloc.

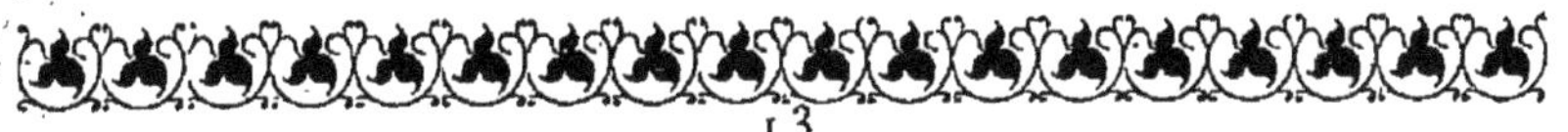

De l'Extraction des Dents

CETTE opération est une de celles qui demandent le plus d'attention, car il arrive fréquemment des accidents plus ou moins graves. La plupart des dentistes emploient encore, pour extraire des dents, la clef de Garengeot. Cet instrument a l'avantage de la facilité ; mais il offre souvent les plus grands dangers ; si, par hasard, la couronne de la dent se trouve être creuse, cas très fréquent, la clef, par sa forte pression, endommage les parois en produisant le déchappellement ; il survient alors presque toujours que la clef, formant une pression contre les gencives qu'elle blesse, brise les alvéoles et laisse après l'extraction une très grande douleur.

Voici, en partie, les accidents qui se produisent à la suite des opérations dentaires faites par les praticiens qui se servent de la clef de Garengeot :

1° La fracture des dents, celle des alvéoles, la meurtrissure des gencives ;

2° L'arrachement des gencives, en même temps que d'une partie de l'alvéole : il faut, dans ce cas, saisir la dent avec le davier et achever au plus vite l'extraction en déchirant une partie des gencives, ce qui est très douloureux.

Avec le davier, ces accidents ne sont pas à craindre, et nos lecteurs le comprendront facilement lorsqu'ils sauront de quelle façon on opère avec cet instrument.

La dent est saisie entre la branche du davier, de manière que les mors descendent très près de l'alvéole : on communique alors à la dent un léger mouvement de rotation, puis on extrait perpendiculairement.

De l'Hygiène dentaire

Tant de causes diverses contribuent à faire naître les maladies des dents ou de leurs dépendances et à en altérer la beauté, que, de tout temps, on a dû rechercher les moyens de les conserver saines. Ces moyens sont ordinairement simples ; dans ce cas ils nous sont fournis par l'hygiène, et ils sont soumis à des préceptes généraux que nous allons faire connaître.

En général, les dents de première dentition n'ont besoin d'aucun soin de propreté, à moins qu'elles ne soient affectées de carie, et, dans ce cas, on doit recommander de les brosser souvent pour prévenir les progrès de cette affection. Ce n'est guère qu'à l'âge de sept ou huit ans qu'on doit faire prendre aux enfants l'habitude de brosser les dents avec une brosse très douce imbibée d'eau ; non seulement de semblables précautions suffisent pour les empêcher de se carier, mais encore elles arrêteront les progrès de la carie qui pourrait exister et la douleur plus ou moins vive qui en est le résultat. Ce moyen servira encore à maintenir les dents et la bouche dans un état de propreté et de fraîcheur agréable. On peut aussi et sans inconvénient détacher avec des instruments tranchants le tartre qui se forme sur les dents des enfants de tout âge.

Vers l'âge de quinze ou vingt ans, rien ne s'oppose à ce qu'on emploie, suivant le besoin de la bouche, des poudres ou des liqueurs dentrifices. Ainsi, les personnes sur les dents desquelles le tartre s'amasse facilement feront bien d'ajouter, dans l'eau qu'elles emploient pour nettoyer leur bouche, un peu d'eau vulnéraire ou toute autre eau spiritueuse. On trempera ensuite la brosse dans cette eau, on brossera les dents et les gencives dans tous les sens. Enfin, on secondera l'action de ces lotions en faisant usage, trois ou quatre fois par semaine, d'une poudre dentifrice bien préparée que l'on aura rendue plus ou moins active et tonique suivant le besoin des dents ou des gencives.

A tout âge on doit soigner les dents, et l'expérience prouve que leur soin journalier est le meilleur préservatif. Il conviendrait, à la rigueur, de les brosser après chaque repas pour enlever les substances alimentaires qui auraient pu y séjourner; si des portions d'aliments avaient pénétré très profondément entre les dents, on les enlèverait avec un cure-dents en plume. On doit également faire en sorte d'empêcher l'accumulation de ce limon visqueux et jaunâtre qui dépare la bouche de tant de personnes et dont les couches, d'abord superficielles, finissent par acquérir une épaisseur considérable ; on y parviendra d'autant plus aisément qu'on aura soin d'enlever tous les jours avec une brosse celui qui serait formé pendant la nuit ; le frottement des molaires contre les aliments, surtout quand on mange des deux côtés, suffira pour empêcher le tartre de s'y amasser, pourvu toutefois que l'on prenne l'habitude de se laver la bouche avec de l'eau tiède après chaque repas. Quelques personnes se bornent à frotter les gencives et leurs dents avec un linge, et n'ont point ensuite la précaution de se rincer la bouche ; nous sommes loin d'approuver une semblable coutume : ce moyen, loin d'être favorable à la propreté des dents et à leur conservation, leur est très nuisible, parce que la pression exercée sur ces organes avec le linge ne peut servir qu'à amasser ou a durcir le tartre dans les endroits où il est très enclin à s'accumuler, c'est-à-dire entre les dents et à leur collet.

Tels sont les conseils que nous croyons pouvoir adresser aux personnes délicates, valétudinaires, à celles mêmes qui ont de belles et bonnes dents, mais qui, par une insouciance trop commune, ne font rien pour les conserver.

DEUXIÈME PARTIE

Les Dents artificielles

Les premières dents artificielles datent de 1720. D'ailleurs, quelle que soit l'origine de l'odontotechnie, il est certain que jamais l'art dentaire n'a atteint le degré de perfectionnement auquel il est arrivé de nos jours. C'est ce qui fait qu'il y a aujourd'hui bien peu de personnes qui n'aient recours aux dents artificielles.

La digestion est l'une des fonctions qui constituent la vie, et l'une des plus importantes; or, la digestion est subordonnée à la mastication. L'estomac réclame impérieusement une division et une trituration parfaite des aliments; si la mastication ne s'accomplit pas ou s'accomplit mal, les produits que livre alors l'estomac à l'organisme ne sauraient réparer ses pertes.

La plupart des gastralgies et des dyspepsies, les dégénérescences de l'estomac, l'horrible cancer, dont les victimes sont de jour en jour plus nombreuses, n'ont souvent d'autres causes qu'une mastication défectueuse.

Toutes nos dents ont entre elles une telle harmonie, qu'aucune ne peut être brisée ou enlevée sans que les dents voisines ou correspondantes n'en souffrent à l'instant. Ainsi, lorsque les incisives supérieures viennent à manquer, les incisives inférieures, n'étant plus maintenues, se déchaussent et s'allongent jusqu'à ce qu'elles rencontrent la gencive supérieure, dans laquelle s'imprime leur extrémité, et, en même temps, poussées par la langue, elles se dirigent en avant avec d'autant plus de facilité qu'elles sont toujours rapidement ébranlées.

Si ce sont les molaires qui font défaut, les joues se creusent, les mâchoires tendent à se rapprocher. Enfin, lorsque la presque totalité des dents est perdue par suite de carie, d'accidents ou de vieillesse, les alvéoles se rétrécissent et s'oblitèrent, les mâchoires s'affaissent, et il en résulte une déformation dans la charpente osseuse de la face; le coin des lèvres se ride, le nez et le menton se rapprochent.

Règle générale, on ne réclame les secours de la prothèse que lorsque l'on perd ses dents apparentes; c'est là un grand tort. Dès qu'on a perdu ses molaires, on doit avoir recours aux dents artificielles. Dans notre système dentaire, tout est disposé de façon qu'à chaque dent est dévolu un rôle spécial.

Les Dents et les Maux d'Estomac

Les causes premières et occasionnelles de la carie sont les mêmes pour les deux sexes; mais, chez la femme, il existe en surcroît plusieurs causes prédisposantes, dont les plus pernicieuses sont: la gestation et la lactation.

Il est irréfutable que, si une mastication imparfaite n'amène dès le principe que des perturbations presque insensibles dans les fonctions digestives, peu d'années s'écouleront avant que l'appétit ne se déprave, que la digestion ne devienne capricieuse et que les souffrances gastralgiques apparaissent.

L'homme mettra dix ou douze ans peut-être pour en arriver là. La moitié de ce temps suffira pour que, chez la femme, se révèlent les douleurs les plus poignantes, et que le délabrement de l'estomac soit tel qu'il lui semble de quelque poison se mêle à l'alimentation.

Des divers Systèmes de Dents artificielles

On fait usage de diverses sortes de dents pour la confection des pièces dentaires ; mais nous ne nous arrêterons qu'à celles usitées aujourd'hui. Nous commencerons par les dents d'hippopotame ; elles viennent d'Afrique et de l'Asie. Nous ne leur reconnaissons aucun agrément ; elles s'imprègnent, dans un très petit laps de temps, des acides résultant de la décomposition des aliments ; aussi quelques mois suffisent-ils pour leur donner une teinte jaunâtre et une fétidité contre laquelle l'usage fréquent de la brosse est impuissant.

On emploie également beaucoup de dents humaines ; vient ensuite la greffe dentaire ou transplantation des dents, présentant les plus graves dangers : ébranlement général, inflammations, etc., etc. ; puis la dent minérale (en porcelaine) ; ces dernières sont d'un poids considérable, leurs bases étant généralement des montures extrêmement grandes, larges et pesantes ; elles sont souvent montées sur des métaux tels que le platine ou la gutta durcie. On comprendra que ces pièces fatiguent les muscles de la mâchoire et affaissent les gencives ; d'ailleurs, le contact des métaux sur la muqueuse buccale occasionne presque toujours des aphtes, des excoriations, des ulcérations ou des abcès.

Outre cela, les pièces dentaires dont la monture se compose de métaux reflètent une teinte fort désagréable ; ajoutez à cela qu'elles n'adhèrent jamais entièrement à la voûte palatine, et qu'à cause de leur manque de précision et de leur poids considérable la nourriture se glisse sous l'appareil, ce qui donne à la bouche un goût fétide.

En un mot, tous les métaux, tels que le plâtine, l'alminium et l'argent, offrent une certaine rigidité qui rend la mastication non seulement fatigante, mais encore difficile, et occasionnent souvent des douleurs névralgiques.

La suppression des Crochets

Avec notre nouveau système, qui résume les derniers progrès de l'art dentaire, il y a non seulement l'immense avantage de la suppression des crochets, qui usent et coupent les dents voisines, mais encore il n'y a pas de plaque, ce qui laisse le palais entièrement libre et permet de goûter les aliments.

Un des cas les plus désagréables est celui où une personne vient à perdre toutes les dents de la mâchoire supérieure; Avec notre système, l'appareil tient par adhérence de la pièce, qui fait produire une pression atmosphérique, et la pièce dentaire ne peut jamais se déranger.

Le dentier complet est plus facile à réussir; mais, néanmoins, c'est un de ceux qui demandent le plus de soins, car il comprend toute la bouche, et il faut qu'il s'adapte avec justesse. C'est surtout à la mâchoire inférieure qu'il faut que la pièce s'adapte bien juste; car autrement l'appareil blesse toujours; il en sera de même si l'articulation n'est pas exacte (c'est-à-dire), si, en fermant la bouche, toutes les dents ne se touchent pas.

Du déchaussement et de l'ébranlement des dents

Le déchaussement des dents se produit à tou âge. Cette affection, est une des causes de la perte des dents. Elle se produit à la suite de l'inflammation des gencives, l'accumulation du tartre ou d'une chûte; chez les personnes âgées, cette affection vient généralement de la pulpe, qui s'ossifie et se désorganise.

Notre système, dont le succès est consacré par de longues années d'expérience, est aussi simple que possible: au moyen d'une ligature apposée sur les dents ébranlées nous arrivons à les rendre aussi fermes que possible et en assurer presque toujours la conservation.

Résumé

Nous ne saurions trop insister, en terminant, sur la difficulté extrême qu'il y a à bien réussir un râtelier ou la plus petite pièce artificielle. Un dentiste expérimenté, très instruit et possédant des ateliers convenablement organisés, et où existe la division du travail, peut seul conduire cette opération à bonne fin. Les industriels qui posent à bas prix des râteliers en 24 et 48 heures sont des charlatans ignorants, indignes de toute confiance. Si on réfléchit que ce n'est que par la pression atmosphérique qu'adhèrent les dentiers dits à succion, on comprendra avec quelle précision rigoureuse ils doivent être ajustés, et quels soins et quel temps exige leur adaptation sur des parties encore très sensibles. On a tort de tant chercher à se procurer des dents artificielles ou des râteliers à prix réduits, car pour un organe aussi précieux et aussi indispensable que les dents, on doit toujours exiger quelque chose de parfait. Un dentier ou une pièce artificielle mal construite ne donnent que de mauvais résultats, d'amères déceptions, et peuvent occasionner chez ceux qui les portent les accidents les plus graves, ainsi que nous en avons vu trop d'exemples. Quant aux dents artificielles isolées lorsqu'elles sont mal ajustées, on ne peut s'en servir sans gêne, et elles ont pour résultat inévitable la carie ou la chute des dents voisines, tandis que leur rôle essentiel devrait être de les soutenir.

Le Gérant, P. LEVY.

Imprimerie Moderne, Promenades de Changé, Laval.

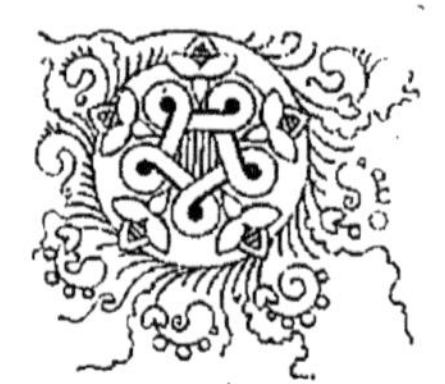

www.ingramcontent.com/pod-product-compliance
Ingram Content Group UK Ltd.
Pitfield, Milton Keynes, MK11 3LW, UK
UKHW020446220726
13923UKWH00005B/2371